MICROBES

ET

INOCULATIONS VIRULENTES

par M. LEBLANC

MEMBRE DE L'ACADÉMIE DE MÉDECINE

Extraits de la *Revue médicale* des 9, 23 février et 1er mars 1884

PARIS
IMPRIMERIE ET LIBRAIRIE CENTRALES DES CHEMINS DE FER
IMPRIMERIE CHAIX
SOCIÉTÉ ANONYME AU CAPITAL DE SIX MILLIONS
Rue Bergère, 20
1884

MICROBES

ET

INOCULATIONS VIRULENTES

Il n'est pas donné à tous les esprits de s'élever à la hauteur des discussions philosophiques qui ont, pendant le cours de l'année 1883, passionné l'opinion publique et rendu si intéressantes les séances de l'Académie de médecine. Malgré leur grande portée et quelque élevé que soit le talent des orateurs entendus, la masse des médecins et des vétérinaires reste partagée entre deux doctrines opposées. Il s'agit de savoir, si vraiment toutes les maladies contagieuses, qu'on les observe sur l'homme ou sur les animaux, sont dues à des microbes, et si ces microbes ne préexistent pas chez les êtres vivants. J'emploie le terme microbes, parce qu'il est le plus connu, mais on pourrait lui trouver de nombreux équivalents.

D'après la doctrine pastorienne vulgarisée et défendue avec ardeur par mon maître et collègue, M. Henry Bouley, le microbe serait toujours introduit dans l'économie et l'être vivant ne serait atteint de maladie contagieuse qu'autant qu'il aurait absorbé ce microbe, aussi variable que la maladie produite par lui.

D'après les adversaires de cette même doctrine, l'économie créerait sur place les éléments de la contagion qu'on désigne sous des noms divers, microbes, microzymas, etc. C'est ce qu'on appelait autrefois la doctrine de la spontanéité des maladies virulentes, doctrine que j'ai toujours défendue; on peut changer le nom, la chose n'en existe pas moins. Peu importe que le microbe soit l'élément persistant de la contagion, si on peut prouver qu'il n'est pas toujours introduit de l'extérieur dans l'économie et si on fait la preuve qu'il est créé de toutes pièces dans le corps de l'homme ou des animaux sous l'influence de conditions bien définies.

Personne ne nie la contagion de certaines maladies, on admet depuis longtemps que le virus de ces maladies, communiqué ou inoculé, donne naissance à des affections identiques; la grande découverte, sur laquelle se base la nouvelle doctrine de l'atténuation des virus consiste dans la connaissance de ce qui, d'après ses partisans, est l'élément unique de la contagion, le microbe; pour eux, aucune maladie contagieuse et virulente ne peut naître que par l'absorption de cet élément unique. Du reste le mode d'absorption varie : tantôt c'est la voie digestive, tantôt la voie respiratoire, tantôt la peau privée d'épiderme, etc., etc. Ce premier point admis et accepté par les partisans de la doctrine nouvelle, ceux-ci sont arrivés à assimiler toutes les maladies contagieuses à la variole, quoique le microbe de cette maladie se soit jusqu'à présent dérobé à leurs yeux aussi bien que celui du cowpox, du horsepox et de la clavelée; ils ont pensé que puisque la vaccine n'agissait qu'en donnant une variole animale atténuée, on pourrait de même atténuer les autres virus. On a donc cultivé les microbes découverts dans un certain nombre de maladies contagieuses, atténué par divers procédés leurs propriétés et on a procédé à des inoculations préservatrices. Ici nous entrons dans le domaine de la pratique, et, si je reconnais mon incompétence au point de vue des doctrines philosophiques, du moment où il s'agit de juger les effets des inoculations, et dès qu'on sort du domaine de l'expérimentation pure, je me permets de donner mon opinion.

Praticien avant tout et surtout vétérinaire, ayant spécialement étudié la police sanitaire, j'ai suivi avec autant d'intérêt que d'attention et sans parti pris, les expériences faites sur les animaux; il était juste que la méthode d'atténuation du virus fût d'abord essayée sur eux et par conséquent la vétérinaire a servi de champ de bataille aux partisans et aux adversaires de la méthode.

La section vétérinaire de l'Académie compte à la fois dans son sein le partisan le plus accentué de la doctrine pastorienne et un physiologiste éminent qui l'a combattue sans céder un pouce de terrain, parfois avec succès, mais toujours au point de vue de l'expérimentation pure. J'ai le courage, car c'est un vrai courage aujourd'hui, de ne pas partager les idées de mon collègue M. Bouley, et de m'en tenir aux doctrines qu'il m'a enseignées; sans être aussi absolu que mon autre collègue M. Collin, je pense qu'au point de vue où je me place, il a raison,

J'aurais pu certainement développer mes idées devant l'Académie; mais la crainte de fatiguer mes collègues déjà éprouvés par une longue discussion m'a arrêté. La presse m'offre, d'ailleurs, un champ, moins retentissant que la tribune académique peut-être, mais non moins honorable, et qui convient de tout point à mes habitudes de praticien-vétérinaire. Pour tout dire, enfin, il m'est particulièrement agréable de m'adresser à des lecteurs qui, jusqu'à présent, ont été fidèlement tenus au courant des péripéties diverses du sujet qui va nous occuper.

Je traiterai tour à tour la question de l'atténuation des virus et, d'abord, je persisterai à ne pas accepter l'ostracisme décrété contre les faits cliniques mis de côté et regardés comme sans valeur par les partisans exclusifs de l'expérimentation pure; je maintiendrai aussi la valeur des faits négatifs également rejetés avec dédain par les admirateurs des seuls faits positifs. Si l'expérimentation a de rares mérites, auxquels nous rendons hommage, elle a aussi de grands dangers; personne plus qu'elle n'a droit au titre de *fallax;* du reste, ce n'est pas d'aujourd'hui, qu'elle l'a mérité, mais, dans ces derniers temps, elle y a acquis de nouveaux titres.

J'ai souvenance qu'au temps où mon père, seul ou à peu près, soutenait contre Renault et contre M. H. Bouley la propriété contagieuse de la morve, de nombreuses expériences furent faites par une commission scientifique composée de savants illustres (il y avait des médecins, des physiologistes et même des vétérinaires); jamais on ne put arriver à donner la morve aux chevaux d'expériences, même en les inoculant. Aujourd'hui, il n'y a plus d'autre source de cette maladie que la contagion, et quelle contagion? la contagion à distance même est admise : il suffit qu'un cheval passe dans la rue à côté d'un autre atteint de cette maladie pour qu'il soit considéré comme contaminé, et cependant l'expérimentation, cette méthode proclamée infaillible, avait prononcé et elle avait posé ce principe : « La morve n'est pas contagieuse. » Combien pourrait-on citer d'exemples semblables sans compter les résultats absolument opposés obtenus par des savants répétant dans les laboratoires les mêmes expériences. Il faut donc avoir un peu plus d'éclectisme et ne pas mettre de côté les faits cliniques, car c'est en se basant sur eux que mon père a eu raison contre ceux qui usaient de la pure expérimentation.

Peut-on aussi nier la valeur des faits négatifs et affirmer qu'un seul fait positif annihile mille faits négatifs? Je prends un exemple :

Dans vingt étables, je fais pratiquer l'inoculation Willemsienne prescrite par une loi, c'est-à-dire j'inocule à l'extrémité de la queue le prétendu virus de la péripneumonie; j'obtiens, sur les deux tiers des animaux, un gonflement de l'organe et, par suite, on déclare que sur eux l'inoculation a réussi absolument, de la même façon que, après la vaccination, on croit à sa réussite s'il vient des pustules. Malgré tout, dans un espace de trois à quatre mois, la maladie se déclare sur ces animaux inoculés avec succès et tout récemment; je conclus donc à l'inefficacité du procédé, non pas dans un cas, mais dans cent, et on me répond : ce sont des faits négatifs ; ils n'ont aucune valeur; le seul fait positif consistant à mettre dans une étable infectée une bête inoculée et à la voir préservée suffit pour réduire à néant vos faits négatifs, quel que soit leur nombre. Je n'accepte pas ce raisonnement, trop avantageux pour les partisans d'une inoculation atténuée ou non, et je n'en tiendrai aucun compte.

Un autre point important à bien établir est le rôle, attribué par nos honorables adversaires à la prédisposition. Tout d'abord, pour certaines maladies contagieuses, ils admettent que la race de l'animal, son tempérament le rendent impropre à contracter ces maladies ; ainsi donc, tel germe ou tel microbe n'a aucune prise sur les animaux d'une race; il en est de même si on place ces animaux dans certaines conditions hygiéniques; il est donc inutile de les inoculer et de leur donner la maladie atténuée, puisqu'ils se préservent tout seuls.

Ainsi, par exemple, le mouton africain serait réfractaire au charbon et tout troupeau de bêtes ovines placé sur des prés marécageux n'aurait aucune chance de le contracter; il est même reconnu qu'il suffit de faire paître des moutons charbonneux sur des prés humides pour arrêter la maladie sans inoculation.

Disons à ce propos que dernièrement un des partisans les plus bruyants de la doctrine pastorienne a éprouvé un insuccès bien pénible. Ayant placé sur un terrain contenant des débris charbonneux (recueillis lors de la plus célèbre des expériences faites pour prouver la vertu de l'inoculation) un certain nombre de moutons, il a eu la douleur de voir ces animaux atteints de la cachexie aqueuse, le contraire du charbon, fait négatif, il est vrai, et, par suite, sans aucune valeur. Il faut évidemment tenir compte de la prédisposition, mais n'en pas abuser : personne ne nie qu'une maladie contagieuse fera des ravages plus ou moins grands, suivant qu'elle sera introduite dans un milieu différent.

Ayez un cas de morve dans une écurie, où les chevaux sont mal nourris, mal soignés et excédés de travail et vous verrez la maladie se propager et durer des mois; que le même fait se produise dans un établissement où l'hygiène est bonne et le travail modéré et vous verrez le mal faire peu de victimes, parfois pas une seule.

Pour les partisans de la doctrine microbienne, le germe ne fructifie que sur un terrain bien préparé et il s'éteint quand il trouve un terrain contraire à sa propagation, c'est vrai; mais ce qui ne l'est pas, c'est la cause première. Dans le premier cas, l'évolution de la maladie se fait lentement sous l'influence de la misère physiologique; elle éclate sans qu'on puisse prouver, ni trouver, malgré des recherches minutieuses, l'origine du mal, cette contagion qu'on invoque sans cesse et qu'on ne peut parfois saisir; celle-ci éclate et elle frappe tous les animaux déjà préparés, voilà où la contagion a un rôle, et dès lors un rôle prépondérant. Vous pouvez supprimer les malades, assainir les locaux; malgré tout, la maladie continue ses ravages et elle ne cesse qu'après avoir fait de nombreuses victimes. Dans ces conditions l'inoculation du virus atténué ne peut être que nuisible et l'avenir le prouvera.

L'un des grands dangers de la doctrine microbienne en ce qui concerne la contagion, c'est la confiance inspirée aux gens peu instruits, éblouis par le mirage des prodiges annoncés; pour eux la prédisposition est lettre morte; c'est une inconnue, dont ils n'ont pas à tenir compte. On leur dit : inoculez vos animaux et désormais aucune maladie contagieuse ne les atteindra; dès lors l'hygiène devient une fraction négligeable. A quoi bon, dit le cultivateur ou l'entrepreneur de transport, dépenser de l'argent pour bien nourrir et bien soigner mes animaux; je n'ai qu'à les faire inoculer et je pourrai tirer d'eux tout le profit désirable sans dépenser autant qu'autrefois. La police sanitaire devient une gêne inutile. A quoi bon isoler les animaux atteints de maladie contagieuse?

les autres sont inoculés et dès lors la maladie passera à côté d'eux; tant pis pour les propriétaires, qui ne font pas d'inoculations préventives. Dès lors la propagation a le champ libre malgré loi et règlements regardés comme aussi vexatoires qu'inutiles.

Certes ce n'est pas le but que se proposait l'illustre savant, qui a inventé la méthode nouvelle et ni lui, ni ses partisans éclairés ne pouvaient supposer les conclusions néfastes qu'on tirerait de leurs paroles pleines de foi et de confiance en la vertu des inoculations; le danger n'en existe pas moins et j'ai cru devoir le signaler en me plaçant à mon point de vue, celui du vétérinaire sanitaire. Peut-on nier qu'il y ait un grand danger à laisser dans l'oubli les prescriptions de la police sanitaire, qui ont donné si souvent de précieux résultats? On n'a qu'à se souvenir de l'extinction du typhus ou peste bovine obtenue en France grâce à l'exécution stricte des mesures prescrites par la loi; on peut, à l'époque présente, se rendre compte des résultats extraordinaires obtenus en Hollande pour l'extinction de la péripneumonie, qui décimait la race bovine de ce pays.

Dans le département de la Seine, l'application de la nouvelle loi, quoique encore imparfaite, a fait diminuer les cas de rage dans l'espèce canine et par suite les cas de contagion chez l'homme (pas un cas dans le premier semestre 1883), Vouloir substituer à l'exécution des diverses règles de la police sanitaire la seule inoculation serait, à mon avis, tenter un essai dangereux et coûteux; nous sommes en train d'en acquérir l'expérience à propos de la loi sur la péripneumonie, qui a décrété l'inoculation obligatoire. Si la situation s'améliore, il faut en reporter le mérite à l'exécution plus stricte des règlements sanitaires et non à l'inoculation prescrite par la loi.

Contribuer par des promesses trop affirmatives à la négligence des règles de l'hygiène n'est pas moins dangereux; car on ne peut nier qu'un certain nombre de maladies contagieuses ne se produisent que lorsqu'on viole ces règles; ne voyons-nous pas le typhus des armées apparaître dans les grandes agglomérations de soldats astreints aux fatigues de la guerre, insuffisamment nourris et entassés dans les casernes ou dans les hôpitaux? La fièvre typhoïde ne reconnaît-elle pas les mêmes causes, agglomération dans des locaux infects et misère?

La peste bovine n'éclate-t-elle pas dans les troupeaux surmenés, privés d'eau et mal nourris, ou qui viennent des steppes de l'Asie en Europe, ou bien encore chez ceux qui suivent les armées en campagne?

L'origine de cette dernière maladie uniquement attribuée à la contagion reste encore un mystère; on a beau s'éloigner du côté de l'Est on ne trouve pas les localités où elle est permanente. Tout porte à croire qu'elle naît dans les troupeaux en marche, que la fatigue et la misère ont prédisposés au développement spontané de la maladie. Qu'ensuite la contagion propage ces diverses affections, c'est exact; personne ne nie que cette contagion, variable en intensité, soit la cause la mieux définie de la propagation. Il est, dans tous les cas, certain que la naissance de ces maladies peut être prédite d'avance, alors qu'on met les animaux de certaines races ou les hommes dans des conditions à présent bien définies et acceptées par tout le monde. Dans la chaleur de l'improvisation j'ai entendu (et je ne suis pas le seul) M. H. Bouley dire que nous portions en nous nos microbes; tant que l'individu est dans de bonnes conditions hygiéniques ces microbes ne sont pas dangereux et ils ne le deviennent qu'en présence de l'affaiblissement de l'organisme; il reconnaît donc l'existence de la prédisposition et il lui donne une importance capitale. Il va aussi au-devant des objections trop fondées résultant des insuccès de la méthode microbienne dans certains cas; mais il tombe dans la théorie de M. Béchamp, qui, sauf le nom de microzyma remplaçant celui de microbe n'a jamais dit autre chose.

Il est donc peu important que la virulence soit due à un microbe plus ou moins authentique, si ce microbe reste inoffensif dans tous les cas où la prédisposition manque. L'immunité est donc acquise aux êtres vivants tant qu'ils se trouveront dans de bonnes conditions hygiéniques; reste à savoir si l'inoculation du microbe cultivé et par suite ayant perdu la faculté de transmettre la maladie avec sa virulence mortelle, donne l'immunité aux êtres vivants, qui ne la possédaient pas naturellement. Toute la question se trouve résumée au point de vue pratique dans cette question.

Jusqu'à présent les partisans de la nouvelle doctrine ont provisoirement divisé les maladies contagieuses connues en vétérinaire en deux classes: 1° maladies microbiennes, dont l'élément vivant, le germe, a pu être déterminé spécifiquement grâce à la merveilleuse méthode de sa culture possible dans un milieu intra-organique; 2° maladies non microbiennes, dont l'élément vivant n'a pu encore être déterminé et ne se montre que sous forme de granulations anatomiques non virulentes. Dans la première sont rangés le choléra des poules, le charbon sous ses deux formes (bactérien et bactéridien), la septicémie, la rage, la morve, le rouget, la tuberculose.

Dans la seconde on peut placer la péripneumonie du bœuf; la peste bovine, la clavelée, le horsepox, le cowpox, la gomme, la dourine, la maladie typhoïde du cheval, la maladie des chiens.

Parmi les maladies de la première classe il en est une dont le microbe quoique connu n'a encore pu être cultivé, la rage.

Nous allons successivement étudier les résultats obtenus en vétérinaire par l'inoculation soit des cultures, soit du virus atténué ou non atténué.

1re Classe. — *Choléra des poules.* — Cette maladie a servi de point de départ à la méthode d'atténuation des virus; l'inoculation a produit une maladie, dont les symptômes et les lésions ne reproduisent pas exactement les symptômes et les lésions du choléra des poules développé naturellement; de plus le microbe a beaucoup d'analogie avec d'autres microbes auxquels on ne reconnaît pas la faculté de produire des maladies spéciales.

Je n'insisterai pas sur ces points, qui ont déjà été traités longuement et non moins longuement controversés. Le point important c'est de savoir si l'inoculation est devenue pratique et si elle a donné des résultats satisfaisants. Pour ma part je n'ai rien pu observer; mais les renseignements que j'ai pu recueillir, ne sont pas affirmatifs: ou la maladie avait tout tué avant qu'on eût eu le temps de tenter l'inoculation, ou cette opération, pratiquée après l'invasion du mal, n'a pas eu pour effet d'en arrêter la marche. Il est difficile, du reste, d'obtenir des observations précises en cas d'insuccès, attendu qu'on craint de les publier soit pour ne pas se nuire dans l'esprit du public, soit pour ne pas mécontenter les tout-puissants partisans de la nouvelle méthode. Je fais cette réflexion non seulement pour le choléra des poules, mais pour toutes les maladies contre lesquelles on a tenté l'inoculation du virus atténué.

Charbon bactéridien. — (Sang de rate, fièvre charbonneuse.) — Les nouvelles recherches microscopiques appuyées sur les connaissances anciennes fournies par la clinique, ont permis de distinguer deux sortes de charbon, le charbon bactéridien ou fièvre charbonneuse ou sang de rate et le charbon bactérien, charbon symptomatique, charbon à tumeurs. Nous commencerons par le premier, qui a été le sujet des études de M. Pasteur; la partie expérimentale de la question a été l'objet de trop nombreuses discussions et publications pour qu'il y ait lieu d'y revenir quand on s'adresse à des médecins et à des vétérinaires. Nous ne traiterons que les questions pratiques.

Chargé par la Société centrale de médecine vétérinaire de faire avec des collègues des expériences dans le département de l'Oise, j'en ai publié le compte rendu et j'ai constaté l'heureux effet de l'inoculation pratiquée avec du virus frais et bien préparé; non seulement l'immunité a été acquise par les sujets inoculés, mais encore elle persistait au bout d'une année et même de quinze mois. Dans un grand nombre de départements et à l'étranger les résultats constatés par divers expérimentateurs ont été aussi favorables; on ne peut donc nier que dans le cas de charbon épizootique la vaccination préventive ne produise de bons effets, et que la découverte de M. Pasteur ne soit appelée à rendre de grands services dans les pays où le charbon règne d'une façon presque permanente. A côté des succès nombreux et incontestés il y a eu des insuccès de deux sortes déjà signalés dans le discours de M. Péter et dont la connaissance lui venait de vétérinaires. Dans certains cas, le virus a été mal atténué et la vaccination a causé des pertes presque égales à celles qu'aurait produites l'épizootie en temps ordinaire; dans d'autres le virus a été trop atténué et l'immunité n'a pas été acquise, puisqu'un certain nombre d'animaux sont morts ensuite de la fièvre charbonneuse; enfin il est arrivé que le premier virus ayant été trop faible la seconde inoculation a fait périr quelques animaux.

Un certain nombre de faits ont été publiés; beaucoup d'autres sont restés inconnus pour les raisons indiquées plus haut. Il a été reconnu que pendant une certaine période le liquide fourni pour l'inoculation à un grand nombre de vétérinaires avait perdu les propriétés que possédait le premier virus atténué; on a aussi attribué les insuccès à la manière défectueuse dont on pratiquait l'inoculation, mais la preuve n'a pas été faite sur ce point. Par exemple, il est certain que depuis trois ans le peu de durée des chaleurs et la température peu élevée des mois de juin, juillet, août et septembre ont diminué dans de grandes proportions les pertes causées par le sang de rate dans les troupeaux non soumis à la vaccination; ainsi dans les troupeaux avoisinant celui de Rosières, ferme où nous avons fait nos expériences, la mortalité a été presque nulle, quoiqu'on n'ait pas fait d'inoculation.

La certitude absolue ne sera acquise qu'après l'épreuve d'une année très chaude et où on pourra voir la différence de mortalité existant entre les troupeaux vaccinés et ceux qui n'ont pas subi à l'inoculation préventive ; pour l'instant on ne peut nier que les résultats soient en faveur de l'immunité acquise par la méthode pastorienne et tout porte à croire que l'expérience acquise dans les années chaudes les confirmera. Si on peut aussi être certain de la qualité du virus obtenu par la culture il ne restera plus aucun objection à faire et l'on pourra dire que le service rendu par M. Pasteur est immense, dût sa découverte n'avoir pour unique effet que de préserver l'agriculture des pertes causées par le sang de rate. On aurait tort de contester l'efficacité des inoculations dans ce cas et autant il est juste de réagir contre des idées théoriques n'ayant pour base que les succès obtenus à l'occasion du charbon, autant il faut accepter les faits fournis par l'expérimentation et par la pratique. L'on peut contester l'explication donnée pour le transport des corpuscules germes à la surface du sol grâce aux vers de terre; car elle laisse à désirer et on peut trouver bien d'autres causes de propagation de la maladie; il suffit de parcourir les fermes pour voir le sang, les débris cadavériques, les peaux provenant des animaux charbonneux abandonnés dans les champs, dans les cours et dans les étables. La surface du sol d'une ferme où depuis des années règne le sang de rate est tout entière infectée, sans compter les murs, le sol des bergeries, etc. Combien de fois n'a-t-on pas vu la maladie éclater sans que le troupeau ait été mené sur des fosses charbonneuses, et sans qu'on puisse trouver les causes de contagion venant du dehors ? Cette question d'étiologie restera longtemps indécise et le principal devoir du vétérinaire sanitaire devra consister à faire disparaître toute trace des débris charbonneux en persuadant aux cultivateurs, qu'ils sont eux-mêmes en grande partie la cause des pertes causées par le charbon bactéridien.

Malgré la loi, ils ne font aucune déclaration, sacrifient les animaux malades avant la mort, laissent les chiens traîner les viscères, enfouissent mal les cadavres, gardent les peaux dans leur ferme, enfin font ce qu'ils peuvent pour perpétuer les germes charbonneux. En présence de tant de causes nous pensons qu'on peut ne pas insister sur le rôle trop prépondérant accordé aux vers de terre et ne tenir compte de cette idée qu'en prenant la sage mesure de ne pas enfouir les cadavres dans les champs destinés à la pâture ou à la récolte des fourrages.

Charbon bactéridien, charbon symptomatique, charbon à tumeur.— Le microbe de ce charbon diffère de celui du charbon bactéridien de même que les symptômes de ces maladies confondus à tort sous un même nom ; on observe souvent les deux formes de charbon dans un même pays. Je n'insisterai pas ici sur les causes, les symptômes et les lésions différentielles, je me bornerai à indiquer les résultats obtenus par la méthode de vaccination préconisée par MM. Arloing, Cornevin et Thomas, les deux premiers professeurs à l'École vétérinaire de Lyon, le troisième simple praticien. Cette méthode consiste dans l'injection intra-veineuse du virus atténué par la culture; on a dû renoncer à l'inoculation sous-cutanée, qui donnait des résultats presque toujours mortels. Sur le lieu de l'inoculation on voyait apparaître une tumeur charbonneuse, qui bientôt gagnait les régions voisines et provoquait la mort du sujet; c'est alors que mes collègues ont eu recours à l'injection du liquide dans la veine. Cette méthode est assez difficile à appliquer, car on doit coucher l'animal, mettre la jugulaire à nu, y faire pénétrer l'aiguille de la seringue de Pravaz sans qu'une goutte du liquide tombe dans le tissu cellulaire sous-cutané. Les résultats obtenus au point de vue de l'immunité ont été favorables et j'ai pu tout récemment avoir connaissance de ceux publiés par M. Thomas; quoiqu'il reconnaisse que les cas de charbon, soit bactérien, soit bactéridien, sont devenus plus rares qu'autrefois en raison de l'humidité des dernières années, quoiqu'il n'ait pas pratiqué contre le second la vaccination pastorienne, il affirme que chez les animaux vaccinés la perte par le charbon bactérien a été de 1 1/2 pour mille, tandis que chez les autres non vaccinés elle a été de 14 pour mille.

De concert avec les professeurs de Lyon il a tenté de substituer la méthode hypodermique à la méthode intraveineuse. MM. Arloing et Cornevin ont atténué le virus par la chaleur en revenant à la méthode de M. Toussaint perfectionnée par M. Chauveau et en abandonnant le mode des cultures inventé par M. Pasteur; en portant le virus à 105° on prépare le liquide pour la première vaccination; pour la seconde la température n'est que de 85. C'est avec ce virus atténué que des inoculations ont été tentées à la queue et elles n'ont pas produit d'accidents funestes.

**

La question en est là : on peut résumer les résultats obtenus en disant que le procédé d'inoculation par injection intraveineuse est peu pratique, mais qu'il a donné des résultats favorables; quant au nouveau mode par inoculation sous-cutanée on en est encore aux tâtonnements. Il paraît probable que le mode d'atténuation par la chaleur, dû à M. Toussaint et modifié par notre confrère Chauveau, directeur de l'École de Lyon, finira par remplacer le procédé des cultures s'atténuant d'elles-mêmes ; il semble plus sûr et moins sujet à erreur. C'est une question à étudier et elle est du reste en bonnes mains.

Rage. — Les recherches faites jusqu'à ce jour n'ont pu faire connaître le microbe de la rage; chacun connaît les expériences faites par M. Pasteur et ses collaborateurs, lesquelles ont eu pour résultat de démontrer les propriétés contagieuses de certaines parties du sytsème nerveux. Les quelques animaux qui ont survécu à la trépanation et à l'inoculation de la pulpe nerveuse sont, dit-on, réfractaires et ont acquis l'immunité complète. Sans vouloir mettre en doute cette assertion il est permis d'attendre, pour conclure, d'abord que le procédé d'inoculation soit moins dangereux et ensuite qu'on ait une plus grande certitude que l'inoculation, devenue sans danger, donnera l'immunité au sujet inoculé. Nous n'en sommes pas là encore et nous attendrons avec patience le moment où l'on pourra inoculer préventivement cette terrible maladie et en préserver à coup sûr bêtes et gens.

Morve et farcin. — Si l'expérience pratique peut être acquise par la clinique et l'observation, j'ai la prétention d'avoir vu et suivi plus que tout autre vétérinaire un grand nombre de solipèdes morveux ou farcineux ; après trente-cinq ans d'exercice ma croyance en la spontanéité de cette maladie n'a fait que s'accentuer. Dans un grand nombre de cas il a été absolument impossible d'invoquer la contagion comme étant l'origine de cette affection, suite de la misère physiologique et de l'excès de travail.

Comme l'a dit autrefois M. H. Bouley, à la tribune de l'Académie de médecine, c'est une maladie qu'on peut produire à volonté en soumettant les chevaux à un certain régime et la contagion peut n'y avoir aucune part. Si on applique avec sévérité les règlements sanitaires, comme je m'efforce de le faire à Paris, on pourra arriver à diminuer les cas de morve en supprimant les effets de la contagion ;

jamais on ne fera disparaître une maladie, qui naît dans le corps de l'animal et qui est la suite d'un manque d'équilibre entre la recette et la dépense, tout comme la tuberculose et la péripneumonie du gros bétail. L'élément contagieux se crée lui-même dans l'économie et on constate dans la pratique journalière la vérité des théories de MM. Bouchardat et Béchamp. On n'a qu'à visiter les écuries des administrations qui suivent une hygiène raisonnée et demandent un travail raisonnable et l'on sera convaincu que la morve disparaît d'elle-même sans inoculation préventive.

Depuis des années jamais un cas de morve n'a été constaté dans les écuries d'administration de chemin de fer, dont les chevaux sont sans cesse sur la voie publique; les chances de contagion ne manquent cependant pas; au contraire on a beau prendre dans d'autres administrations de voitures publiques toutes les précautions imaginables pour éviter cette contagion, unique source, dit-on, de la maladie, les cas n'en sont pas moins persistants et dus en partie à la spontanéité.

Les termes d'une proposition ainsi posée sont exacts : bonne hygiène et travail modéré pas de morve; travail excessif et mauvaise nourriture, morve persistant en dépit de l'abatage et des autres mesures de police sanitaire. Voilà la vérité que trente-cinq ans de pratique m'ont démontrée éclatante et que rien d'expérimental ne pourra me faire renier. Peu m'importe que l'agent de la contagion soit un microbe ou un virus manquant de microbe, le fait clinique n'est pas moins réel et il faut n'avoir jamais vu cette maladie de près pour accepter qu'elle ne se développe que par le fait d'un contage.

On a déjà découvert le microbe de la morve il y a quelques années; mais il paraît que ce microbe était apocryphe ; on vient d'en trouver un autre à la fois à Berlin et à Paris; est-ce le même ou l'un d'eux est-il peu authentique? C'est une question à débattre entre les savants français et allemands; l'important est qu'on n'a pas encore essayé les inoculations préventives à l'aide du virus atténué. Je doute qu'on réussisse à donner l'immunité aux chevaux placés dans les conditions déjà indiquées pour provoquer l'apparition de cette maladie; si on opère sur les autres le résultat favorable est facile à prévoir puisque sans inoculation préventive on l'obtient rien qu'en suivant une bonne hygiène et en évitant la contagion par l'application des mesures ordinaires de police sanitaire.

Si on veut tenter l'inoculation sur les sujets déjà malades ou sous le coup de l'inoculation on peut être certain d'un insuccès complet; et même on a, pour les derniers, la chance de provoquer plutôt l'apparition des symptômes de l'affection farcino-morveuse. C'est un fait déjà observé chez les bovidés placés sous le coup de la péripneumonie, chez lesquels l'inoculation caudale active l'apparition de cette maladie; il en sera de même pour toutes les maladies ayant une longue période d'incubation. Je doute fort que les directeurs de compagnies soient disposés à tenter l'expérience de l'inoculation préventive et qu'ils ne préfèrent à cette pratique celle moins dangereuse de soumettre leurs chevaux à un régime rationnel tant au point de vue de la nourriture qu'au point de vue du travail. Nous attendrons donc avec confiance le résultat des expériences tentées, heureux d'avoir tort si elles réussissent non seulement dans le laboratoire mais encore dans la pratique journalière.

Rouget. — Le rouget du porc est une maladie à marche rapide et dont le microbe a été récemment découvert par le regretté Thuillier. Déjà un savant docteur anglais avait annoncé l'avoir trouvé ; il paraît avoir erré et avoir pris un autre organisme microscopique pour le vrai microbe. Le dernier trouvé a été cultivé et déjà des inoculations préventives ont été tentées; les unes ont été suivies de succès, les autres paraissent avoir eu un résultat moins heureux. On attribue cette différence à la race des animaux : les porcs du Midi auraient un tempérament se prêtant mieux à l'inoculation préventive et ils paraissent acquérir une immunité refusée aux porcs de la Bretagne ou d'autres provinces.

Nous en revenons donc à la question de prédisposition déjà traitée au début de ce travail, question qui prime toutes les autres : chaque fois que les expériences donnent un résultat incertain ou négatif elle apparaît pour couvrir la retraite. Lorsque les inoculations préventives ont conféré l'immunité contre le charbon aux moutons de race française on l'a laissée de côté; cependant, au point de vue de l'inoculation, de la marche et de la mortalité, le rouget se rapproche beaucoup du charbon bactéridien (sang de rate); comment expliquer cette discordance dans les motifs invoqués tantôt pour expliquer la réussite complète, tantôt pour pallier un insuccès relatif. Évidemment il y a là un inconnu gênant.

Si la doctrine de l'immunité acquise par l'inoculation du virus atténué peut être appliquée à des maladies contagieuses, c'est à celles dont la marche est rapide et où la mort est la conséquence presque constante. Le rouget du porc et le sang de rate du mouton peuvent leur servir de types ; le microbe qu'on trouve facilement dans l'une, plus difficilement dans le premier, a pu être cultivé, on a pu inoculer les cultures sans provoquer d'accidents mortels. On devrait rationnellement obtenir par l'inoculation un résultat analogue et cependant il n'en est rien. Telles sont les réflexions qui viennent à l'esprit des observateurs attentifs et n'ayant pas de parti pris, et qu'on considère à tort comme des ennemis du progrès. Pour qu'ils soient convaincus, l'expérience de laboratoire leur paraît insuffisante, et on leur impute à crime toute restriction ; il faudrait croire sans voir et il est pas mal de partisans de la doctrine microbienne qui ont toujours eu cette confiance admirable, mais, en vérité, un peu trop extra-scientifique.

Il faut donc attendre que les expériences en cours aient été plus nombreuses et aient eu pour sujets des animaux de race et de pays différents, pour se prononcer sur la valeur du procédé appliqué à faire disparaître le rouget du porc.

Tuberculose. — Cette maladie qui frappe l'espèce humaine encore plus que les diverses espèces animales, a été l'objet tout récemment de discussions, qui m'engagent à la laisser de côté. Si on a trouvé un bacille propre à la tuberculose ; si ce bacille forme l'élément contagieux de la maladie, choses discutables, on n'a pas encore essayé de préserver les individus bien portants en leur inoculant la maladie atténuée. Mon but étant d'apprécier les résultats obtenus par l'inoculation, je n'ai donc rien à ajouter aux documents nombreux déjà connus des médecins et des vétérinaires.

2e classe. — Nous arrivons maintenant à l'examen des résultats obtenus par l'inoculation appliquée aux maladies contagieuses, dont le microbe est encore inconnu.

Péripneumonie contagieuse. — Depuis trente ans l'inoculation préventive est pratiquée en Belgique dans le but de prévenir la péripneumonie, et depuis trente ans la maladie persiste sans diminuer ni augmenter. De Belgique, la pratique de l'inoculation a passé en Hollande, en Allemagne, en Angleterre, en France, etc. ; généralement acceptée comme donnant de bons résultats, elle a cependant trouvé des gens assez osés pour contester son efficacité et on peut me compter parmi cette minorité, qui tend à devenir en ce moment une majorité.

L'inoculation du virus de la péripneumonie ne rentre pas dans le cadre actuel ; on prend du sérum pulmonaire et on inocule ce sérum à la queue de l'animal auquel en veut conférer l'immunité. Ce lieu d'élection est forcé, car tout autre est dangereux et la mort est presque toujours la suite de l'introduction du sérum dans le tissu sous-cutané des autres régions. A la queue les effets de l'inoculation sont moins aigus et on a la ressource, en cas de gangrène, d'amputer cet organe, dont l'utilité n'est pas absolue. Il s'agit donc ici d'une inoculation faite avec du virus non atténué et dans un lieu spécial. Lorsque l'opération est faite, on voit se produire autour de la piqûre un gonflement ; le délai est variable ; mais ce qui l'est surtout c'est l'intensité du gonflement ; tantôt à peine sensible, tantôt apparent, d'autres fois amenant une inflammation suraiguë gagnant le coccyx et le train postérieur. Aucune règle n'est possible à fixer et dans la même étable, avec le même virus, l'effet varie suivant les animaux ; encore là on peut invoquer la prédisposition, quoique la race, le climat, l'hygiène soient identiques. Il arrive même que l'effet de l'inoculation soit nul et alors on dit que l'immunité était acquise naturellement. L'inoculation peut être préventive c'est-à-dire pratiquée avant l'apparition de la maladie dans l'étable, ou préservatrice c'est-à-dire pratiquée après les premiers cas ; les avis varient sur les vertus de ces deux procédés ; mais avant de faire connaître les résultats obtenus par leur emploi, je dois faire observer que jamais les animaux inoculés n'ont présenté, ni les symptômes, ni les lésions de la péripneumonie lorsqu'ils ont succombé aux suites de l'inoculation, mais uniquement une gangrène de la queue et du train postérieur.

Lorsqu'on inocule soit la variole, soit le charbon, soit la rage, soit la peste bovine, soit la morve, sans employer de virus atténués on reproduit la maladie avec ses symptômes et ses lésions, mais pour la péripneumonie on n'observe rien de semblable, première preuve qu'on fait fausse route depuis trente ans.

La deuxième preuve consiste dans l'absence d'immunité acquise constatée chez un grand nombre d'animaux reconnus péripneumoniques malgré qu'on les ait inoculés auparavant. Les partisans de la méthode expliquent ces insuccès de deux façons : d'abord ils prétendent que l'inoculation a été mal faite par les opérateurs et que tous les effets ont été nuls ; ensuite ils affirment que l'immunité ne peut être acquise par un animal pouvant avoir la maladie à l'état d'incubation. Or, ils ne peuvent indiquer la durée de cette période et, en l'étendant indéfiniment, ils arrivent à leur conclusion favorite, que la contagion est la seule cause de cette maladie. C'est une erreur et dans nombre d'observations publiées tant en France qu'à l'étranger il a été impossible de prouver l'action d'un contage quelconque. Grâce à l'appui de l'opinion publique, on a fait voter en France une loi rendant obligatoire, dans les étables, l'inoculation de la péripneumonie; j'ai eu à l'appliquer et j'affirme qu'on n'a obtenu aucune diminution par le fait de cette mesure coûteuse, car on indemnise les propriétaires, tant pour les animaux morts des suites de l'inoculation que pour ceux devenus malades malgré l'inoculation.

Du reste le congrès vétérinaire international de Bruxelles, saisi de la question, a jugé que l'inoculation obligatoire préventive était dangereuse, l'inoculation obligatoire dite préservatrice impossible à imposer et que seule l'inoculation facultative était admissible.

En France, aujourd'hui, les partisans de la méthode Willems commencent à abandonner l'inoculation obligatoire, telle qu'on la pratique dans des étables déjà infectées; ils reconnaissent que ses résultats laissent à désirer et qu'ils peuvent être mal interprétés; ils s'en tiennent à l'inoculation préventive comme seule efficace. Voici les résultats obtenus grâce à ce mode de procéder dans les gouvernements de Magdebourg et de Mersebourg (Prusse).

En 1876-77	le nombre	des cas était de. .	496
1877-78	—	—	521
1878-79	—	—	477
1879-80	—	—	946
1880-81	—	—	799
1881-82	—	—	1.120
1882-83	—	—	1.188

Il faut avoir une foi robuste pour croire encore aux effets de l'inoculation préventive quand on a sous les yeux une statistique aussi probante.

Si nous nous en tenions au résultat expérimental, nous pourrions croire aux vertus de l'inoculation ; car, dans quelques cas, il suffit de faire une inoculation à la queue pour empêcher les inoculations ultérieures faites en un lieu défendu d'être mortelles ; c'est en se basant sur ces résultats expérimentaux que les partisans du docteur Willems, lauréat de l'Académie de médecine, ont affirmé que l'inoculation caudale donnait l'immunité. Jusqu'à nouvel ordre cette opinion est contredite par la pratique et, si la maladie disparaît parfois après l'inoculation, c'est un cas fortuit. Dans le plus grand nombre des cas, elle persiste et elle s'éteint après avoir fait sa moisson de victimes, moisson variable suivant la prédisposition. En 1883, j'ai attendu, avant d'inoculer les animaux, au nombre de 301 contenus dans vingt-trois étables infectées, qu'un second cas de maladie se produisît, et j'ai attendu en vain. Si on avait inoculé, on eût crié au miracle et l'immunité aurait été proclamée acquise à ces 301 vaches, que je me suis borné à séquestrer. Voilà comment on fait collection de faits favorables à l'inoculation et comment on noie au milieu d'eux les observations défavorables à la méthode Willemsienne. Le cadre d'un article ne me permet pas d'insister sur une question dont l'étude exigerait un volume : je voulais seulement prouver que l'inoculation non atténuée du virus péripneumonique ne confère pas l'immunité dans le plus grand nombre des cas, et que les résultats fournis par l'expérience sont en pleine contradiction avec ceux donnés par la pratique. Vouloir toujours conclure, en se basant uniquement sur l'expérimentation, est une faute, et l'avenir le prouvera comme le passé l'a déjà fait maintes fois.

Peste bovine. — Le typhus contagieux ou peste bovine ne sévit jamais en France; c'est donc une maladie dont une surveillance active, à la frontière, nous doit préserver. A une seule exception près elle n'a régné dans notre pays qu'à la suite de son invasion par les armées étrangères. Elle se trouve dans des conditions identiques à celle du choléra asiatique : tant qu'on exécutera les mesures de police sanitaire on s'en préservera, ou bien, dès le début, on arrêtera ses ravages.

En 1871 et 1872 quarante départements ont été envahis et cependant on a fini par triompher de cette invasion par la stricte application des moyens légaux. Dieu merci ! nous pouvons recourir à l'abatage des suspects et couper le mal en sa racine. Donc toute épizootie de typhus devra être étouffée dès son début. Si on permet en France l'exportation du bétail autrichien, les précautions devront redoubler; car la peste bovine, qu'on croit originaire des provinces de la Russie d'Asie, fait de fréquentes apparitions en Hongrie et en Gallicie.

Il y a déjà longtemps qu'on a essayé, en Russie, de pratiquer l'inoculation préservatrice; mais jusqu'à présent les tentatives ont toutes échoué. Les pertes occasionnées par l'inoculation du virus ont été tellement grandes qu'on a jugé dangereux de continuer les expériences; il est bien entendu qu'on inoculait, comme autrefois pour la variole, le virus pur.

Depuis la découverte de l'atténuation des virus et de leur culture, on n'a pas manqué de chercher le microbe et de le découvrir; rien encore ne prouve son authenticité : en Égypte, où depuis quelques années le tiers des représentants de l'espèce bovine a succombé par le fait d'une invasion de peste bovine, un jeune vétérinaire français, M. Piot, a tenté des essais d'inoculation avec le virus atténué sur le bétail des fermes du khédive. Nous ne connaissons pas encore les résultats obtenus. Quoi qu'il en soit, on doit s'élever contre toute tentative d'inoculation préventive dans un pays où le typhus ne peut naître spontanément. Quant à l'inoculation appliquée aux animaux d'une ferme ou d'une commune déjà atteinte, elle paraît destinée à un insuccès complet, car la maladie se propage avec une telle rapidité et la force du contage est tellement grande qu'on n'aurait presque jamais le temps de voir les effets de l'inoculation dite préservatrice. Dans ce cas les partisans de l'inoculation auraient le droit d'expliquer leurs insuccès en affirmant que la maladie était déjà à l'état d'incubation chez les sujets inoculés; dès lors ils devraient convenir que ce mode de préservation manque son but.

Le seul moyen d'extinction est l'abatage des malades et des suspects, moyen peu médical, mais sûr. C'est celui que la Hollande a adopté contre la péripneumonie et qui devrait être mis en usage surtout en cas d'invasion de peste bovine.

Clavelée. — Horsepox. — Cowpox. — Qu'il s'agisse de variole ovine, équine ou bovine, les faits sont semblables au point de vue de l'inoculation virulente. Complètement inoffensives, la variole équine (horsepox) et la variole bovine (cowpox), passent souvent inaperçues; la première coïncide souvent avec la gourme du cheval et j'aurai occasion d'y revenir; la seconde, non seulement ne demande pas de moyens préventifs, mais encore on cherche à la produire pour régénérer le vaccin humain. On n'a donc à s'occuper que de la variole ovine ou clavelée, maladie grave, souvent mortelle, qui cause aux agriculteurs des pertes considérables.

La loi prescrit, dans certains cas, la clavelisation des troupeaux infectés; cette mesure présente des dangers comme toutes celles qui en arrivent à l'inoculation directe du virus; parfois la clavelisation cause des pertes tellement nombreuses qu'il y aurait avantage à laisser l'épizootie variolique suivre son cours. Naturellement on a dû penser à atténuer le virus de manière à conférer l'immunité en diminuant ou même en faisant disparaître la mortalité; comme jusqu'à présent le microbe de toutes les varioles s'est dérobé aux savantes recherches des partisans de la nouvelle doctrine, on n'a pu le cultiver.

Un professeur de Toulouse, M. Peuch, a fait de nombreuses expériences pour arriver à trouver un virus atténué et il paraît y être arrivé en diluant le virus. Les dilutions ont varié du 25me au 50me. Pour la dilution du 20me au 30me l'inoculation a été suivie d'une éruption généralisée, qui a suivi une marche régulière; chez les animaux inoculés avec du virus dilué au 50me l'éruption a été secondaire, ou localisée au point inoculé; néanmoins, chez tous, l'immunité a été acquise. Les expériences devront être continuées mais un point important est déjà acquis; c'est celui-ci : en diluant le virus claveleux on évite les pertes et on confère l'immunité. Si en opérant sur une vaste échelle on voit se confirmer ces deux résultats, on pourra considérer la question comme résolue. Le manuel opératoire est simple et à la portée de tous les praticiens; la préparation du virus atténué est facile et on n'aura pas à craindre ces inégalités d'intensité, qu'on observe avec la méthode des cultures et qui ont produit tantôt la mort, tantôt l'absence d'immunité.

C'est encore une preuve que la découverte du microbe dans le liquide virulent n'est pas nécessaire pour qu'on puisse conférer l'immunité: la vaccine a préservé de la variole avant la découverte de l'élément vivant et la clavelée pourra être prévenue sans qu'on ait pu trouver le microbe de cette maladie, resté aussi peu connu que celui du horsepox et celui du cowpox.

En combinant l'inoculation suivant le procédé Peuch, avec l'application des règlements de police sanitaire, on arrivera à faire disparaître cette maladie qui cause de si grandes pertes aux propriétaires de troupeaux, surtout dans le midi de la France.

Gourme. — La gourme est une maladie critique, qu'on observe chez les solipèdes arrivés à la période de la seconde dentition et qui a pour principaux symptômes : le jetage avec toux, l'engorgement des ganglions de l'auge avec formation d'abcès; enfin une tendance à l'apparition de foyers purulents dans tous les ganglions, c'est une véritable pyohémie. Très contagieuse, la gourme se communique même aux animaux âgés mis en contact avec des malades plus jeunes.

Du moment où elle était rangée dans la classe des maladies contagieuses elle devait avoir son microbe, mais comme jusqu'à présent l'élément vivant est resté inconnu on a cherché le principe contagieux autre part, et un professeur d'Alfort, M. Trasbot, a cru avoir résolu le problème : il a affirmé que la gourme et le horsepox étaient une seule et même maladie. Or j'ai déjà dit que la variole équine pouvait apparaître en même temps que la gourme. De cette exception on a voulu faire une règle et conclure qu'il suffisait d'inoculer à un cheval le horsepox pour le préserver de la gourme. Les faits n'ont pas confirmé le bien fondé de cette opinion acceptée déjà par mon collègue M. Bouley et indiquée comme une précieuse découverte dans son remarquable livre sur les maladies contagieuses.

J'ai institué une série d'expériences qui ont eu pour résultat de prouver : 1° qu'un cheval ayant eu le horsepox pouvait contracter la gourme ; 2° qu'un cheval ayant eu la gourme pouvait être inoculé avec succès du horsepox. Sur trente et un chevaux d'omnibus inoculés, neuf ont eu la gourme malgré l'inoculation. En même temps je faisais surveiller 122 chevaux achetés en même temps que les trente et un inoculés ; sur ces 122 chevaux, vingt-quatre seulement ont été atteints de cette maladie.

Donc l'inoculation n'a eu aucune sorte d'effet pour préserver les inoculés, attendu que la proportion des chevaux atteints de gourme a été plus forte chez les animaux inoculés que sur ceux qui ne l'avaient pas été. D'autre part, M. Weber et moi avons constaté la variole équine chez des chevaux que nous avions vus atteints de gourme auparavant.

La question de l'identité de la gourme et du horsepox est jugée dans le sens négatif et l'immunité acquise contre la gourme par l'inoculation du virus variolique peut être regardée comme un pur produit de l'imagination. C'est ainsi qu'en voulant appliquer à toutes les maladies contagieuses la théorie de l'inoculation préventive on arrive à faire fausse route et à s'égarer sous l'empire d'illusions théoriques. Il n'est pas non plus exact d'attribuer le développement de la gourme à la seule contagion ; cette maladie se produit spontanément chez les jeunes animaux qui changent de régime et de climat. Les faits abondent à l'appui de cette opinion, qu'on peut contester, mais qu'on ne peut prouver être fausse.

Maladie des chiens. — On désigne, sous ce nom, le catarrhe bronchique des jeunes chiens et on y ajoute une foule de maladies du jeune âge, telles que le catarrhe intestinal, la kératite ou la conjonctivite, les convulsions, la chorée et une affection éruptive de nature bulleuse, improprement connue sous le nom de petite vérole.

Le type de la maladie (distemper) est donc le catarrhe bronchique souvent compliqué de pneumonie lobulaire ; la contagion est indéniable, mais, comme pour la gourme, on a en vain cherché l'élément vivant de la bronchite et on s'est rejeté sur la maladie éruptive, dont on a fait le phénomène principal et à laquelle on a attribué la propriété contagieuse. De là à tenter l'inoculation préventive du liquide des bulles et à dire que cette inoculation conférait l'immunité contre la maladie, il n'y avait qu'un pas. M. Trasbot, déjà créateur de l'identité de la gourme et du horsepox, a soutenu l'identité de la petite vérole du chien et de la maladie. Ce n'était du reste qu'une imitation; déjà on avait prétendu qu'en inoculant le vaccin au jeune chien on le préservait de cette affection protéique ; l'expérience avait fait justice de cette idée, aussi peu médicale que peu pratique, et il n'en était plus question, lorsque le professeur d'Alfort est venu soutenir une thèse nouvelle. Il n'a pas été plus heureux que pour la gourme ; il est en effet prouvé par la pratique journalière, et j'ai pendant trente ans suivi des centaines de chiens jeunes et malades placés à l'hôpital, il est prouvé, dis-je, que le catarrhe bronchique, avec ses complications, peut exister sans qu'on voie aucune éruption se produire ; il n'y a donc pas concordance absolue entre les symptômes de la maladie et l'éruption bulleuse. En outre, il est établi que les animaux ayant eu le catarrhe peuvent, après guérison, être atteints de la maladie de peau et que la réciproque est vraie. Enfin aucune expérience ne prouve que l'inoculation du liquide des bulles, pas plus que celle du liquide vaccinal, confère l'immunité contre la maladie aux jeunes animaux d'espèce canine.

Il faut donc, comme pour la gourme, renoncer à trouver l'élément contagieux dans le liquide renfermé sous l'épiderme et en revenir à l'ancienne doctrine de la contagion par le jetage, contagion directe et sans élément vivant. On peut se convaincre, qu'en vétérinaire, depuis le coryza jusqu'à la morve, depuis la péripneumonie bovine jusqu'au catarrhe bronchique du chien, les maladies se propagent par le jetage et qu'on n'a pu trouver d'autre cause que le contact direct ou le développement spontané. Les bacilles de la morve et de la tuberculose peuvent exister dans les poumons et dans les ganglions; reste à prouver qu'ils sont les éléments de la contagion d'animal vivant à animal vivant. Il faut donc attendre et en rester à l'idée que le jetage seul peut servir de véhicule et produire cette espèce de contagion.

Dourine. — La dourine, ou maladie du coït, se propage uniquement par l'accouplement; analogue sur ce point à la syphilis elle en diffère par beaucoup d'autres. Importée en France par des étalons arabes, cette maladie contagieuse règne en Algérie et dans le midi de la France; sa terminaison fatale est la paraplégie. La contagion par le coït est facile, un étalon suffit pour infecter trente juments, chiffre moyen des saillies; celles-ci à leur tour propagent le mal et la maladie inconnue au milieu de ce siècle est maintenant inscrite dans la loi. Jusqu'à présent le microbe de cette maladie est resté aussi inconnu que celui de la syphilis. Aucun vétérinaire marchant dans la voie ouverte par Auzias-Turenne n'a essayé de conférer l'immunité par l'inoculation du virus : donc rien à dire au point de vue qui nous occupe.

Affection typhoïde. — On peut dire que cette maladie, autrefois rare et qui maintenant règne chaque année, a été la plus étudiée de toutes les affections du cheval; sa contagion autrefois formellement niée paraît établie; cependant on peut affirmer que c'est surtout une maladie infectieuse. Ses formes sont variables et comme la fièvre typhoïde de l'homme elle a des manifestations intestinales, pectorales et cérébrales. Je n'ai pas ici a en faire l'historique, je me bornerai à dire que, du vivant de l'animal, le sang ne renferme aucun microbe; après sa mort on en a trouvé un se rapprochant de la bactéridie charbonneuse, mais disparaissant rapidement en raison de la prompte altération du liquide.

Depuis que la nouvelle méthode est en faveur je sais que de nombreuses et patientes recherches ont été faites mais leur résultat n'a pas été publié, ce qui prouverait qu'il a été peu favorable : car généralement on fait connaître hâtivement tout ce qui peut confirmer la théorie microbienne. Bien entendu l'absence de microbe a empêché de tenter aucune inoculation de virus atténué, et pour cette maladie, si commune et si facile à étudier, nous en restons aux vieilles idées, c'est-à-dire qu'on essaie de la guérir et qu'on évite la contagion, c'est encore ce qui semble le plus sûr.

J'ai terminé cette revue sommaire des affections contagieuses connues par les vétérinaires; aux médecins de juger si les résultats obtenus sur les animaux peuvent les encourager à essayer sur l'homme les inoculations préventives.

IMP. CENTRALE DES CHEMINS DE FER. — IMP. CHAIX. — 20, RUE BERGÈRE, PARIS. — 6036-4

www.ingramcontent.com/pod-product-compliance
Ingram Content Group UK Ltd.
Pitfield, Milton Keynes, MK11 3LW, UK
UKHW020530180726
13839UKWH00005B/2415

9 782329 446349